DIEGO GÓMEZ-COSTA

# Manual de Clínica Odontológica Integral del Adulto

**Coautores:**
**Noelia Rivas Martín**
**José Ángel Muñoz**
**Pablo Lastra Prados**
**Silvia Méndez Eirey**
**Ana Bote Sáchez**
**Elia Bustos Díaz**

**TOMO 1**

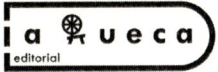

© Diego Gómez-Costa

© Editorial La Rueca

www.editoriallarueca.com

Primera edición: octubre 2025

ISBN: 979-13-87525-61-3

Depósito Legal: M-22726-2025

Impreso en Madrid - España - UNIÓN EUROPEA

# Índice

# 1. Introducción a la Estética Gingival y la Enfermedad Periodontal

## 1.1. La Estética Gingival en Odontología Moderna

La estética en odontología ha evolucionado desde un concepto puramente dental hacia una visión integral que incluye los tejidos blandos periordontales. La encía no es simplemente un marco para los dientes, sino un componente activo y dinámico de la sonrisa. Una encía estética se caracteriza por su salud, armonía de contorno, posición y color, que en conjunto realzan la belleza de la dentición [1]. El manejo de los tejidos blandos es, por tanto, crítico para el éxito de cualquier tratamiento restaurador, ortodóntico o quirúrgico en la zona anterior [2]. La discrepancia entre una encía estética y una no estética puede ser la diferencia entre un resultado excelente y uno mediocre, incluso si las restauraciones dentales son técnicamente perfectas [3].

## 1.2. Etiología y Patogénesis de la Enfermedad Periodontal

La enfermedad periodontal es una entidad multifactorial de etiología bacteriana primaria, donde el biofilm dental actúa como factor iniciador. La patogénesis implica una compleja interacción entre bacterias patógenas y la respuesta inmunoinflamatoria del huésped, mediada por la liberación de citoquinas proinflamatorias como IL-1$\beta$, IL-6 y TNF-$\alpha$, que conducen a la destrucción del tejido conectivo y hueso alveolar [4]. Los principales patógenos periodontales incluyen *Porphyromonas gingivalis*, *Tannerella forsythia* y *Treponema denticola*, colectivamente conocidos como el "complejo rojo" [5]. La virulencia bacteriana, combinada con una respuesta del huésped alterada por factores genéticos y ambientales, determina la susceptibilidad y progresión de la enfermedad [6].

## 1.3. Clasificación Actualizada de la Enfermedad Periodontal (World Workshop 2017)

La clasificación actualizada, resultado del World Workshop 2017, representa un avance significativo al incorporar dimensiones multidimensionales del diagnóstico. Distingue entre [7, 8]:

**Enfermedades gingivales:** Inducidas por placa biofilm, asociadas a factores sistémicos, medicamentos o desnutrición.

**Periodontitis:** Clasificada por **Estadio (I-IV)**, que evalúa la severidad, complejidad de manejo y extensión; y **Grado**

**(A-C)**, que valora la velocidad de progresión, riesgo de recidiva y respuesta al tratamiento.

**Enfermedades periodontales necrotizantes:** Caracterizadas por necrosis papilar, sangrado y dolor.

**Abscesos periodontales:** Delimitados a los tejidos periodontales.

**Lesiones endoperiodontales:** Combinan afectación pulpar y periodontal.

Esta clasificación enfatiza la necesidad de un diagnóstico estratificado que guíe el pronóstico y la terapia [8].

## 1.4. Objetivos del Tratamiento Periodontal

Los objetivos se clasifican en tres niveles jerárquicos [9]:

**Primarios:** Control de la infección activa, eliminación del biofilm patogénico y factores retentivos de placa (cálculo, sobrecontornos), y resolución de la inflamación.

**Secundarios:** Restauración de la función masticatoria y la estética mediante procedimientos reconstructivos (regenerativos, mucogingivales) y rehabilitación protésica.

**Terciarios:** Mantenimiento a largo plazo del estado de salud alcanzado mediante terapia de soporte periodontal, prevención de recurrencias y control continuo de factores de riesgo [10].

## 1.5. Relación Sistémica-Periodontal

La evidencia actual demuestra asociaciones bidireccionales significativas entre la periodontitis y diversas enfermedades sistémicas. La diabetes mellitus es el factor de riesgo más establecido, donde la periodontitis severa puede dificultar el control glucémico, y viceversa [11]. Con las enfermedades cardiovasculares, la inflamación sistémica crónica y la diseminación hematógena de bacterias periodontales y mediadores inflamatorios (como la proteína C reactiva) se postulan como mecanismos clave [12]. También se asocia con resultados adversos del embarazo (parto pretérmino, bajo peso al nacer) y enfermedades respiratorias [13]. Este vínculo subraya la importancia del manejo periodontal en el contexto de la salud general del paciente.

# 2. Características Clínicas de la Encía Estética y Saludable

## 2.1. Biotipo Gingival

El biotipo gingival es una característica genéticamente determinada que clasifica la encía en dos categorías principales: festoneado delgado y plano grueso [14]. Esta clasificación es fundamental ya que determina la respuesta de los tejidos a traumatismos, enfermedades periodontales y procedimientos restauradores o quirúrgicos.

**Biotipo Delgado:** Se caracteriza por una encía fina, un hueso alveolar delgado, dientes triangulares y papilas interdentales largas y estrechas. Es más susceptible a las recesiones gingivales tras un trauma o una inflamación [15].

**Biotipo Grueso:** Presenta una encía densa y fibrosa, un hueso alveolar grueso, dientes cuadrados y papilas interdentales anchas. Este biotipo muestra una mejor respuesta a los procedimientos quirúrgicos y es menos propenso a la recesión, pero puede presentar mayores problemas de sangrado y dificultad para lograr un festoneado estético [14, 15].

La identificación del biotipo es el primer paso para predecir el resultado estético y planificar el tratamiento adecuadamente [16].

## 2.2. Morfología y Contorno Gingival

El contorno gingival marginal, también conocido como "festoneado gingival", debe seguir un patrón escalonado y simétrico. Las características ideales incluyen [17]:

**Margen Gingival:** El margen gingival de los caninos debe estar al mismo nivel o ligeramente más coronal que el de los incisivos centrales. El margen de los incisivos laterales debe estar ligeramente más apical (1-2 mm) que el de los centrales y caninos, creando una "ilusión óptica" de longitud y armonía [18].

**Simetría:** Los márgenes gingivales de los dientes contralaterales (ej. incisivo central derecho vs. izquierdo) deben ser simétricos. La asimetría es una de las causas más comunes de antiestética gingival [3].

## 2.3. Nivel del Margen Gingival y la Línea de la Sonrisa

La relación entre el labio superior y los tejidos gingivales al sonreír define la línea de la sonrisa y es crucial para el diagnóstico [19]:

**Sonrisa Alta:** Muestra una banda completa de encía y, a menudo, los procesos alveolares (>3-4 mm de exposición gingival). Esto puede percibirse como una "sonrisa gingival".

**Sonrisa Media:** Muestra la totalidad de las coronas clínicas de los dientes anteriores y las papilas interdentales (75-100% de los dientes anteriores). Es considerada la más estética.

**Sonrisa Baja:** Muestra menos del 75% de los dientes anteriores superiores.

La exposición gingival excesiva (sonrisa alta) puede deberse a hiperactividad del labio superior, erupción pasiva alterada o exceso vertical maxilar [20].

## 2.4. Color y Textura

Una encía sana y estética presenta un color rosa coral pálido. La textura debe ser firme y presentar un punteado similar a la cáscara de una naranja, conocido como "aspecto de cáscara de naranja", que es indicativo de una encía queratinizada y saludable [21]. Cambios en el color (eritema, enrojecimiento) o la textura (edema, pérdida de punteado) son signos de inflamación (gingivitis) y afectan negativamente la estética [22].

## 2.5. Papila Interdental

La papila interdental llena completamente el espacio entre dos dientes (embrasura). La presencia de "triángulos negros" o espacios vacíos entre la papila y el punto de contacto dental es antiestética. La altura de la papila está determinada por la distancia desde la base del contacto interproximal hasta la cresta ósea subyacente. La regla clásica de Tarnow et al. establece que cuando la distancia desde el punto de contacto a la cresta ósea es de 5 mm o menos, la papila está presente en el 100% de los casos. Esta probabilidad disminuye al 50% cuando la distancia es de 6 mm o más [23]. La forma del diente y la distancia entre las raíces también influyen [24].

# 3. Historia Clínica y Examen Periodontal Integral

## 3.1. Estructura y Componentes de la Historia Clínica

Una historia clínica periodontal completa y sistemática es la base para un diagnóstico preciso. Debe incluir [25]:

**Datos de identificación y filiación.**

**Motivo de consulta:** Registrado verbalmente por el paciente.

**Antecedentes médicos detallados:** Enfatizando condiciones sistémicas (diabetes, enfermedades cardiovasculares, inmunosupresión), medicamentos (inmunosupresores, antagonistas del calcio, anticonvulsivantes) y alergias.

**Antecedentes odontológicos:** Historia de tratamientos previos, traumatismos, hábitos (bruxismo).

**Hábitos de higiene oral:** Frecuencia y métodos utilizados.

**Historia de la enfermedad actual:** Cronología de síntomas (sangrado, movilidad dental, dolor, mal aliento).

## 3.2. Examen Clínico Extraoral

Incluye evaluación de [25]:

**Articulación Temporomandibular (ATM):** Función (apertura, cierre, lateralidades), ruidos (clic, crepitación), dolor a la palpación o movimientos.

**Músculos masticatorios:** Palpación bilateral de maseteros, temporales y pterigoideos en busca de sensibilidad o hipertrofia.

**Ganglios linfáticos:** Submandibulares, submentonianos y cervicales; evaluación de tamaño, consistencia, movilidad y dolor.

**Labios y piel perioral:** Integridad, color, textura, presencia de lesiones.

## 3.3. Examen Clínico Intraoral

Evaluación completa de [26]:

**Mucosa oral:** Vestíbulo, carrillos, paladar, piso de boca; buscando ulceraciones, lesiones, cambios de color o textura.

**Lengua:** Aspecto de papilas, presencia de coating, movilidad.

**Glándulas salivales:** Evaluación del flujo salival (hiposalivación/xerostomía) y calidad de la saliva.

**Dentición:** Caries, restauraciones (defectuosas, sobrecontorneadas), desgastes (atómicos, abrasivos), fracturas.

**Oclusión:** Relaciones interarcadas (Clase I, II, III), interferencias oclusales, contactos prematuros.

## 3.4. Examen Periodontal Específico
### Índices de Placa:

**Índice de O›Leary:** Porcentaje de superficies dentarias con placa visible tras revelado [27].

**Índice de Silness & Löe:** Evalúa el grosor de la placa en el margen gingival con un puntuación de 0-3 por superficie [28].
**Evaluación Gingival:**

**Características clínicas:** Color (rosado/eritematoso), contorno (festoneado/edematoso), consistencia (firme/edematosa), textura (punteada/lisa).

**Sangrado al sondaje (BOP):** Indicador clave de inflamación activa. Un BOP > 25% del sitio sitios examinados sugiere alto riesgo de progresión de la enfermedad [29].
**Mediciones Periodontales (Realizadas con sonda periodontal calibrada):**

**Profundidad de sondaje (PS):** Medida en 6 puntos por diente (mesio-vestibular, vestibular, disto-vestibular, mesio-lingual, lingual, disto-lingual).

**Nivel de inserción clínica (NIC):** Parámetro fundamental calculado como PS + distancia desde el margen gingival al esmalte cemento (o resta si hay recesión). Refleja la pérdida real de inserción.

**Recesiones gingivales:** Clasificadas según Miller (Clases I-IV) para predecir el pronóstico de cobertura [30].

**Movilidad dental:** Grados I (leve), II (moderada), III (severa con desplazamiento vertical).

**Furcaciones:** Clasificación de Hamp (Grado I: incipiente, II: cul-de-sac, III: through-and-through) [31].

**Supuración:** Expresión de pus al sondaje, indicando infección activa.

## 3.5. El Periodontograma: Registro e Interpretación

El periodontograma es la representación gráfica estandarizada del estado periodontal. Es una herramienta diagnóstica, de planificación y de seguimiento indispensable. Debe incluir de manera clara [25]:

Profundidades de sondaje por cada superficie.

Niveles de inserción clínica.

Localización y magnitud de recesiones gingivales.

Grado de movilidad dental.

Clasificación de furcaciones afectadas.

Presencia de sangrado al sondaje y supuración.

Su correcta interpretación permite identificar patrones de destrucción, sitios activos y priorizar el tratamiento.

## 3.6. Exámenes Complementarios en Periodoncia, Radiográficos:

**Serie periapical completa:** Estándar de oro para evaluación detallada del nivel óseo, morfología de defectos y relación radicular.

**Aleta de mordida:** Útil para evaluación inicial de crestas óseas interdentales.

**Panorámica:** Proporciona una visión general con menor detalle, útil para screening y evaluación de terceros molares/estructuras anatómicas.

**Microbiológicos (Indicados en casos refractarios o agresivos):**

**Microscopía de campo oscuro:** Identifica morfotipos bacterianos en placa subgingival.

**Reacción en Cadena de la Polimerasa (PCR):** Detecta y cuantifica patógenos específicos (*P. gingivalis, A. actinomycetemcomitans*).

**Cultivos bacterianos:** Determinan la susceptibilidad antimicrobiana.

**Genéticos y Bioquímicos (Uso principalmente de investigación o riesgo):**

**Test de susceptibilidad a la Interleuquina-1 (IL-1):** Identifica polimorfismos genéticos asociados a una respuesta inflamatoria exacerbada [32].

**Detección de Metaloproteinasa-8 (MMP-8) en fluido crevicular:** Biomarcador de actividad de colagenolisis y destrucción tisular en periodontitis [33].

## 3.7. Directrices para el Análisis Estético

### 3.7.1. Análisis Facial y Dental

La evaluación estética debe comenzar con el análisis del paciente en su conjunto. Se deben considerar la línea media facial, la curvatura del labio inferior, la exposición dentaria en reposo y durante la sonrisa, y la relación entre los dientes anteriores superiores e inferiores [34]. El objetivo es crear una sonrisa que esté en armonía con la personalidad y la fisonomía facial del paciente [35].

### 3.7.2. Análisis Gingival Estético

Dentro del análisis dental, el componente gingival se evalúa específicamente mediante [36]:

**Proporción Aurea y Proporciones Reducidas:** Se busca que el ancho de los dientes anteriores guarde una proporción agradable. Aunque la Proporción Áurea (1:1.618) se ha propuesto como ideal, en la práctica clínica son más útiles las "proporciones redutícas" (proporciones progresivas y ligeramente diferentes entre incisivos centrales, laterales y caninos) que se adaptan mejor a la percepción visual humana [37].

**Niveles de los Márgenes Gingivales:** Se verifica la simetría y la posición relativa de los márgenes, como se describió anteriormente.

**Volumen y Contorno de la Papila:** Se evalúa la ausencia de triángulos negros.

# 4. Estrategias de Diagnóstico Integral

## 4.1. Historia Clínica y Estética

Es fundamental conocer las expectativas del paciente, su historial médico (ej. tabaquismo, diabetes que afecta la cicatrización) y dental previo. El uso de cuestionarios de auto-percepción estética puede ayudar a entender las prioridades del paciente [38].

## 4.2. Examen Clínico

Incluye:

**Periodontal Básico:** Sondaje para evaluar salud, biotipo y nivel de inserción.

**Evaluación de la Sonrisa:** Cuantificar la exposición gingival en reposo y en sonrisa máxima.

**Pruebas Diagnósticas:** Radiografías periapicales para evaluar la altura ósea interdental, crucial para predecir el llenado de la papila [23].

## 4.3. Documentación Fotográfica

La fotografía digital es una herramienta diagnóstica indispensable. Se deben tomar fotografías extraorales (sonrisa frontal, reposo, sonrisa máxima) e intraorales (frontal, oclusales) con y sin retracción labial. Estas fotos permiten un análisis detallado, la planificación del tratamiento y la comunicación con el paciente y el técnico de laboratorio [39].

## 4.4. Uso de Diagnósticos Wax-Up y Mock-Up

El *wax-up* diagnóstico es un encerado de los dientes en el modelo de estudio para planificar la forma y posición final deseada. A partir de él, se crea un *mock-up* intraoral usando una resina temporal sobre los dientes del paciente. Esta estrategia permite [40]:

Visualizar el resultado final en boca del paciente.

Evaluar la fonética y la oclusión.

Servir como guía para procedimientos restauradores (carillas, coronas) o quirúrgicos (cirugía de corona alargada), definiendo exactamente dónde debe estar el nuevo margen gingival [41].

# 5. Fases del Tratamiento Periodontal

## 5.1. Fase 0: Fase Pre-Tratamiento

### 5.1.1. Control de Urgencias Periodontales

El tratamiento inicial se centra en resolver situaciones agudas [25]:

**Drenaje de abscesos periodontales:** Incisión y drenaje para aliviar el dolor y eliminación del contenido purulento.

**Prescripción de antimicrobianos:** Indicada en casos de celulitis, fiebre o compromiso sistémico (ej., amoxicilina-ácido clavulánico o clindamicina en alérgicos).

**Alivio del dolor agudo:** Analgesia con AINEs (ibuprofeno) o paracetamol.

### 5.1.2. Control de Factores de Riesgo Modificables

**Tabaquismo:** Es el factor de riesgo ambiental más significativo. Los programas de cesación tabáquica mejoran drásticamente la respuesta al tratamiento y el pronóstico a largo plazo [42]. Se debe registrar el consumo en paquetes/año.

**Diabetes Mellitus:** Un control glucémico óptimo (HbA1c < 7%) es esencial para el éxito del tratamiento periodontal. La periodontitis no controlada puede aumentar la resistencia a la insulina [11].

**Otros factores:** Estrés, deficiencias nutricionales (ej., Vitamina C), y medicamentos que inducen agrandamiento gingival.

### 5.1.3. Terapia Exodoncia y Restauradora Temporal

**Extracción de dientes con pronóstico hopeless:** Dientes con pérdida de inserción severa (>50%), furcaciones grado III, movilidad grado III, o caries no restaurables [9].

**Restauraciones temporales:** Obturaciones con ionómero de vidrio o resina flow para eliminar cavidades retentivas de placa.

**Ajuste oclusal selectivo:** Eliminación de contactos traumáticos que contribuyen a la movilidad.

**Eliminación de sobrecontornos:** Desgaste de restauraciones defectuosas que impiden una adecuada higiene.

### 5.1.4. Educación y Motivación del Paciente

terapéutico [43]:

**Técnicas de cepillado:** Método de Bass modificado para limpieza del surco gingival.

**Uso de ayudas interproximales:** Hilo dental, cepillos interproximales (seleccionados según el espacio) y/o irrigadores bucales.

**Control químico de placa:** Uso de enjuagues con Clorhexidina al 0.12% o 0.20% por periodos limitados (2-3 semanas) para control de biofilm, evitando la tinción dental por uso prolongado.

## 5.2. Fase I: Terapia Básica o Inicial (No Quirúrgica)

### 5.2.1. Principios del Raspado y Alisado Radicular (RAR)

El RAR es la piedra angular del tratamiento no quirúrgico. Sus objetivos son [44]:

**Eliminación de cálculo y placa bacteriana** de las superficies radiculares y el surco gingival.

**Remoción de cemento radicular contaminado** por endotoxinas bacterianas.

**Creación de una superficie radicular lisa y biocompatible** que favorece la readhesión del tejido conectivo gingival. La eficacia del RAR reside en la interrupción del biofilm subgingival, permitiendo la resolución de la inflamación y la reducción de la profundidad de sondaje.

### 5.2.2. Técnicas de Instrumentación

**Curetas Manuales (ej., Gracey):**

**Angulación:** Mantener un ángulo de 70-80° entre el filo de la cureta y la superficie radicular durante el movimiento de trabajo para una eliminación eficaz de cálculo.

**Adaptación:** Asegurar una adaptación perfecta del filo a la anatomía radicular para evitar daño radicular y garantizar la eliminación completa de depósitos.

**Movimienti:** Utilizar movimientos cortos y controlados, con presión lateral adecuada.

Instrumentos Ultrasónicos (Piezoeléctricos o Magnetoestrictivos):

**Eficiencia:** Altamente eficientes para el desgrossado inicial de cálculo grueso y desbridamiento de bolsas profundas.

**Irrigación:** La irrigación constante es crucial para el lavado de detritos, control térmico (evitando daño por calor al hueso) y efecto antimicrobiano (cavitación).

**Ventajas:** Acceso a áreas de difícil alcance, menor fatiga para el operador.

La combinación de ultrasonidos para el desgrossado y curetas para el alisado final suele ser la estrategia más efectiva [45].

### 5.2.3. Terapias Adyuvantes en el Tratamiento No Quirúrgico

Indicadas en bolsas moderadas a profundas (>5mm) o en pacientes de alto riesgo/refractarios.

Antimicrobianos Locales de Liberación Sostenida:

**Chip de gelatina con Clorhexidina al 2.5%:** Libera el antiséptico in situ por 7-10 días.

**Gel de Doxiciclina al 10%:** Libera el antibiótico por aproximadamente 2 semanas, inhibiendo colagenasas.

**Microesferas de Minociclina al 1%:** Se aplican en el surco con un aplicador desechable [46].

Antisépticos:

**Clorhexidina 0.12%:** Como enjuague coadyuvante en la fase inicial de higiene.

**Povidona Yodada:** Utilizada como irrigante subgingival durante el RAR por su amplio espectro antimicrobiano.

### 5.2.4. Protocolo de Reevaluación Post-Terapia Básica

La reevaluación se realiza entre 6 y 12 semanas después de completar la Fase I. Es fundamental para determinar el éxito de la terapia y planificar la Fase II [47]. Se reevalúan:

**Reducción de la profundidad de sondaje:** Objetivo: PS ≤ 4mm sin sangrado.

**Ganancia de inserción clínica:** Indicador de verdadera reparación biológica.

**Disminución del porcentaje de sitios con sangrado al sondaje (BOP):** Objetivo: BOP < 10-15%.

**Mejora en los índices de placa:** Refleja la efectividad del control de placa por parte del paciente. Los sitios que persisten con PS ≥ 5mm y BOP positivo son candidatos para terapia quirúrgica (Fase II).

## 5.3. Fase II: Terapia Quirúrgica Periodontal

### 5.3.1. Criterios de Selección de Técnicas Quirúrgicas

La decisión de proceder a cirugía se basa en [9]:

**Profundidad residual de bolsas:** Sitios con PS ≥ 5mm que no respondieron al RAR.

**Morfología de los defectos óseos:** Defectos verticales (intraóseos) de 2 o 3 paredes son los más favorables para técnicas regenerativas.

**Consideraciones estéticas:** En zona estética, se prefieren técnicas de cirugía plástica o de acceso mínimamente invasivas.

**Condición general del paciente:** Salud sistémica, cooperación y expectativas del paciente.

### 5.3.2. Técnicas de Cirugía Resectiva

Diseñadas para eliminar bolsas periodontales y facilitar el acceso para la higiene del paciente.

Colgajo de Acceso (Cirugía de Colgajo Abierto):

**Objetivo:** Visualización directa para realizar un RAR exhaustivo bajo visión directa.

**Técnica:** Incisiones de espesor total, elevación del colgajo, remoción de tejido de granulación y RAR quirúrgico.

**Remodelado óseo selectivo (ostectomía/osteoplastia):** Para recrear una morfología ósea fisiológica [48].

Cirugía de Colgajo con Ostectomía:

Más radical, implica la remodelación del hueso alveolar para eliminar defectos y reducir bolsas. Menos utilizada hoy en día debido al advenimiento de técnicas regenerativas.

### 5.3.3. Técnicas de Cirugía Regenerativa

Buscan regenerar el periodonto de inserción perdido (hueso, ligamento periodontal, cemento).

Terapia Guiada de Regeneración (TGR):

**Principio:** Colocar una membrana de barrera entre el colgajo gingival y la superficie radicular para evitar la migración del epitelio y del tejido conectivo gingival, permitiendo que las células del ligamento periodontal regeneren los tejidos.

**Membranas:** Pueden ser no reabsorbibles (ej., e-PTFE, que requieren segunda cirugía para remoción) o reabsorbibles (ej., colágeno, poliláctico/glicólico) [49].

Injertos Óseos:

**Autógeno:** Proveniente del mismo paciente (gold standard por su osteogenicidad). Sitios donantes: mentón, rama, tuberosidad.

**Aloinjerto:** Hueso humano procesado de banco (DFDBA: desmineralizado, osteoinductivo; FDBA: mineralizado, osteoconductivo).

**Xenoinjerto:** Hueso procesado (ej: Bio-Oss®,…), actúa como andamio osteoconductor.

**Aloplástico:** Materiales sintéticos (fosfato tricálcico, hidroxiapatita), puramente osteoconductores [50].

**Factores de Crecimiento:** Proteínas que estimulan la cicatrización y regeneración. El más estudiado es el Factor de Crecimiento Derivado de Plaquetas (PDGF) o combinaciones de proteínas morfogenéticas óseas (BMPs) [51].

### 5.3.4. Cirugía Plástica Periodontal

Enfocada en corregir defectos mucogingivales y mejorar la estética.

Cobertura de Recesiones Gingivales:

**Injerto de Tejido Conectivo (ITC):** Técnica gold standard. Se toma un injerto de paladar y se col bajo un colgajo deslizado para cubrir la recesión.

**Colgajo de Avance Coronario:** Para recesiones aisladas, se avanza el colgajo gingival hacia coronario.

**Técnica de Túnel:** Mínimamente invasiva, crea un túnel por vestibular donde se inserta el injerto de tejido conectivo [52].

Aumento de Encía Queratinizada:

**Injerto Gingival Libre:** Se toma un injerto de espesor parcial del paladar y se sutura en la zona receptora para aumentar el volumen de encía queratinizada.

Alargamiento de Corona Clínica:

**Cirugía de Alargamiento Coronario:** Resección de tejido gingival y/o hueso alveolar para exponer más estructura dentaria. Indicado antes de restauraciones en dientes fracturados o con caries subgingivales, o para corregir sonrisa gingival [53].

### 5.3.5. Manejo Postoperatorio y Complicaciones

**Manejo del Dolor:** Analgesia con AINEs (ibuprofeno).

**Control de la Inflamación:** Pueden indicarse corticoides sistémicos por tiempos cortos en cirugías extensas.

**Antibioticoterapia:** Profilaxis o terapia según la extensión de la cirugía y el riesgo del paciente (ej., amoxicilina 500mg cada 8h por 5-7 días).

**Complicaciones:** Dolor, edema, hemorragia, dehiscencia de la sutura, infección, necrosis del colgajo o del injerto.

## 5.4. Fase de Mantenimiento Periodontal

### 5.4.1. Estrategias de Mantenimiento a Largo Plazo

El mantenimiento periodontal (o terapia de soporte periodontal) es esencial para prevenir la recurrencia de la enfermedad. Consiste en visitas periódicas de control y tratamiento [10].

### 5.4.2. Protocolo de Visitas de Mantenimiento

**Frecuencia:** Varía según el riesgo individual del paciente (cada 3, 4 o 6 meses). Pacientes con historial de periodontitis agresiva, tabaquismo o pobre control de placa requieren intervalos más cortos (3 meses) [54].

**Componentes de cada visita:**

**Actualización de la historia médica y odontológica.**

**Reevaluación periodontal:** Sondaje, BOP, movilidad, evaluación de furcaciones.

**Reinstrucción en higiene oral:** Refuerzo y corrección de técnicas.

**Raspado y alisado radicular selectivo:** De sitios con inflamación o profundidad residual.

**Pulido dental.**

**Evaluación de factores de riesgo:** Reforzar cesación tabáquica, control de diabetes.

### 5.4.3. Prevención de Recurrencias

El éxito a largo plazo depende de la colaboración paciente-profesional. El paciente debe mantener un excelente control de placa diario, y el profesional debe monitorizar continuamente el estado periodontal para detectar y tratar precozmente cualquier signo de recurrencia [55].

# 6. Condiciones Periodontales Específicas

## 6.1. Absceso Periodontal

### 6.1.1. Definición, Epidemiología y Clasificación Actualizada

Un absceso periodontal es una colección localizada de pus dentro de los tejidos periodontales, que surge como una exacerbación aguda de la periodontitis crónica. Su prevalencia es significativa, representando entre el 6% y el 14% de las urgencias dentales [56]. La clasificación actual (World Workshop 2017) lo define como una entidad separada, pudiendo ser [7]:

**Absceso gingival:** Confinado al tejido gingival marginal o papilar, sin asociación inicial con una bolsa periodontal.

**Absceso periodontal:** Asociado a una bolsa periodontal preexistente, donde la entrada de la bolsa se ocluye, impidiendo el drenaje.

**Absceso pericoronal:** Asociado al tejido blando que cubre un diente parcialmente erupcionado (principalmente terceros molares).

### 6.1.2. Etiopatogénesis: Biofilm, Obstrucción y Respuesta del Huésped

La etiopatogenia es multifactorial, implicando [57]:

**Oclusión del orificio de una bolsa periodontal preexistente:** Por trauma local (ej., cuerpo extraño como una espina de pescado, cáscara de semilla) o por la propia inflamación e hinchazón del tejido gingival.

**Penetración bacteriana en los tejidos periodontales:** Durante la instrumentación (sondaje, RAR) en pacientes no tratados, bacterias pueden ser forzadas hacia los tejidos profundos.

**Alteración en la microbiota de la bolsa:** El cambio a un ambiente anaerobio estricto favorece el crecimiento de bacterias purulentas.

La respuesta del huésped es una reacción inflamatoria aguda y masiva, con afluencia de neutrófilos, liberación de enzimas líticas y formación de pus.

### 6.1.3. Microbiología del Absceso Periodontal: Un Cambio de Paradigma

Tradicionalmente se asoció a *Fusobacterium nucleatum* y *Porphyromonas gingivalis*. Estudios moleculares recientes (PCR) muestran una microbiota más compleja y diversa, con predominio de bacterias Gram-negativas anaerobias estrictas como *Prevotella intermedia*, *Tannerella forsythia*, *Treponema denticola*, y especies del "complejo naranja" como *Fusobacterium nucleatum* y *Campylobacter rectus* [58]. Esta diversidad subraya la naturaleza oportunista y polimicrobiana del absceso.

## 6.1.4. Diagnóstico Clínico: Hallazgos Clave y Técnicas de Ayuda

**Síntomas:** Dolor sordo, profundo y pulsátil, sensación de diente elevado, movilidad aumentada, malestar general en casos severos.

**Signos:** Tumefacción gingival eritematosa y edematosa, palpación dolorosa, supuración espontánea o al sondaje, linfadenopatía regional, fiebre leve.

**Técnicas de Ayuda:**

**Sondaje cuidadoso:** Para localizar la bolsa de origen y permitir el drenaje.

**Percusión vertical:** Suele ser positiva, indicando inflamación del ligamento periodontal.

**Pruebas de vitalidad pulpar:** Esenciales y generalmente positivas (vital), para descartar origen endodóntico.

**Radiografía (periapical):** Puede mostrar un ensanchamiento del espacio del ligamento periodontal o la pérdida ósea asociada a la bolsa periodontal, pero rara vez muestra una radiolucidez aguda.

## 6.1.5. Diagnóstico Diferencial Extendido: Del Absceso Periapical a la Neoplasia

Es crucial diferenciarlo de [59]:

**Absceso Periapical (de origen endodóntico):** La vitalidad pulpar es negativa. El dolor suele ser más intenso y localizado. La radiografía puede mostrar una lesión periapical.

**Absceso Gingival:** No asociado a bolsa periodontal, confinado a la encía marginal.

**Celulitis/Flemón:** Infección difusa que se propaga por los planos faciales, con edema más extenso y signos sistémicos marcados.

**Pericoronaritis:** Inflamación del operculo de un diente semi-erupcionado.

**Quiste Radicular Inflamado:** De crecimiento lento, generalmente asintomático hasta infectarse secundariamente.

**Neoplasias (raras):** Tumores odontogénicos o no odontogénicos que pueden presentarse como una masa.

6.1.6. Protocolo de Tratamiento Paso a Paso y Manejo de Complicaciones

**Establecer el drenaje:** Prioridad absoluta. Se realiza mediante:

**Sondaje y curetaje de la bolsa:** Para eliminar el cálculo y desobstruir la entrada.

**Incisión y drenaje quirúrgico:** Si el drenaje por la bolsa es insuficiente, se realiza una incisión vertical en la zona de fluctuación más prominente bajo anestesia local.

**Irrigación:** Lavado profuso de la bolsa o cavidad con suero fisiológico o clorhexidina.

**Terapia sistémica coadyuvante:** Antibióticos (Amoxicilina-Ácido Clavulánico 500/125 mg cada 8h o Clindamicina

300 mg cada 6h en alérgicos a penicilina) están indicados en presencia de fiebre, linfadenopatía o celulitis [60]. Los analgésicos (AINEs) para el dolor.

**Tratamiento definitivo de la periodontitis de base:** Una vez resuelta la fase aguda (en 24-48h), se debe iniciar o completar la terapia periodontal básica (Fase I) en el área afectada y en toda la boca.

Las complicaciones incluyen la progresión a celulitis, osteomielitis o, en casos raros, diseminación hematógena (angina de Ludwig).

# 6.2. Lesiones Endo-Periodontales

### 6.2.1. Fundamentos Anatómicos: Vías de Comunicación Revisadas por la Micro-CT

La conexión anatómica entre el sistema de canales radiculares y el periodonto es clave. Las vías de comunicación incluyen [61]:

**Foramen apical y forámines accesorios:** La principal vía de comunicación.

**Conductos laterales y furoaciones:** Presentes especialmente en el tercio apical y medio de la raíz.

**Dentículos túbulos dentinarios expuestos:** En casos de recesión gingival severa o pérdida de cemento radicular, los túbulos pueden permitir el paso de bacterias desde el periodonto hacia la pulpa (contaminación retrógrada). Estudios de micro-CT han demostrado que estas comunicaciones son más numerosas y complejas de lo que se pensaba, explicando la frecuente interconexión entre patologías endodónticas y periodontales [62].

## 6.2.2. Clasificaciones: Desde Simon (1972) a la AAP/ EFP (2017)

La clasificación más utilizada y práctica es la propuesta por la Academia Americana de Periodoncia (AAP) y la Federación Europea de Periodoncia (EFP) en 2017, que simplifica las anteriores [7]:

**Lesión Endodóntica Primaria:** La patología se origina en la pulpa y drena a través del periodonto, creando un defecto periodontal. El pronóstico es favorable si se trata solo la endodoncia.

**Lesión Periodontal Primaria:** La patología se origina en el periodonto y progresa hacia el ápice, involucrando secundariamente la pulpa. El pronóstico es reservado, dependiendo del control de la periodontitis.

**Lesión Combinada Verdadera:** Existen patologías endodóntica y periodontal independientes que se fusionan. El pronóstico es pobre, a menudo requiriendo extracción.

## 6.2.3. Fisiopatología y Progresión de Cada Tipo de Lesión

**Lesión Endodóntica Primaria:** Los productos de necrosis pulpar y bacterias salen por el foramen apical, causando una inflamación aguda en el ligamento periodontal. Esto se manifiesta como un dolor agudo a la percusión y una bolsa estrecha y localizada. La vitalidad pulpar es negativa. La lesión ósea suele ser periapical o lateral, pero no se extiende a la cresta alveolar.

**Lesión Periodontal Primaria:** La periodontitis progresa apicalmente, exponiendo progresivamente los forámenes accesorios o el ápice mismo a la contaminación bacteriana del surco, lo que lleva a una necrosis pulpar retrógrada. La vitalidad pulpar puede ser positiva inicialmente, pero se vuelve negativa con el tiempo. La lesión ósea es generalizada y típicamente asociada a cálculo subgingival y pérdida de inserción en múltiples superficies.

**Lesión Combinada:** La coexistencia de ambas patologías acelera la destrucción del soporte dental.

### 6.2.4. Diagnóstico Diferencial Avanzado: Integrando Pruebas Clínicas, Radiológicas y de Vitalidad

El diagnóstico correcto es fundamental para el tratamiento y el pronóstico. Se basa en [63]:

**Pruebas de Vitalidad Pulpar (Termo o Prueba Eléctrica):** Son el pilar diagnóstico. Una pulpa no vital sugiere un origen endodóntico primario.

**Sondaje Periodontal:** Un defecto estrecho y localizado sugiere origen endodóntico. Un defecto amplio que afecta a múltiples superficies sugiere origen periodontal.

**Movilidad Dental:** Generalmente mayor en lesiones periodontales primarias.

**Radiografía (Periapical):** La pérdida ósea periapical o lateral aislada sugiere origen endodóntico. La pérdida ósea en la cresta alveolar y furcaciones sugiere origen periodontal. La combinación de ambos patrones sugiere una lesión combinada.

**Presencia de otros signos periodontales:** Sangrado al sondaje, supuración, cálculo subgingival, que apuntan a un componente periodontal activo.

### 6.2.5. Algoritmo de Tratamiento Basado en la Evidencia y Estrategias Terapéuticas

El principio general es: **tratar primero la endodoncia y reevaluar** [64].

**Diagnóstico preciso:** Determinar el componente primario.

**Tratamiento de Endodoncia:** Siempre se realiza primero, ya que es más predecible. Se realiza la terapia endodóntica completa (biomecánica, desinfección y obturación).

**Reevaluación (4-8 semanas después):** Se reevalúa el sondaje y la curación del defecto.

**Si el defecto periodontal se resuelve o mejora significativamente:** Era una Lesión Endodóntica Primaria. Solo se indica mantenimiento periodontal.

**Si el defecto periodontal persiste:** Existe un componente periodontal primario o una lesión combinada.

**Tratamiento Periodontal:** Se procede a la terapia periodontal básica (RAR) y, si es necesario, quirúrgica en la zona afectada. En casos de lesiones combinadas con pronóstico dudoso, la cirugía de acceso (colgajo) puede combinarse con la cirugía endodóntica (apicectomía) y técnicas regenerativas en un mismo acto quirúrgico.

## 6.2.6. Pronóstico a Largo Plazo y Factores Determinantes

**El pronóstico depende del tipo de lesión y la extensión del defecto [65]:**

**Lesión Endodóntica Primaria: Pronóstico favorable a excelente** tras un tratamiento endodóntico adecuado.

**Lesión Periodontal Primaria: Pronóstico reservado a pobre**, directamente relacionado con la severidad de la periodontitis y la respuesta del paciente al tratamiento periodontal. La pérdida de inserción severa y la afectación de furcaciones empeoran el pronóstico.

**Lesión Combinada Verdadera: Pronóstico pobre.** A menudo, la extracción es la opción de tratamiento más predecible, especialmente si la movilidad es severa o la pérdida de inserción es extensa.

# 7. Conclusión y Perspectivas Futuras

El manejo de la estética gingival y la enfermedad periodontal requiere un enfoque integral, sistemático y basado en la evidencia. Desde una historia clínica y un examen periodontal meticulosos hasta la implementación de un plan de tratamiento por fases y un mantenimiento a largo plazo, cada paso es crucial para el éxito. La clasificación actualizada de las enfermedades periodontales proporciona un marco robusto para el diagnóstico y pronóstico, mientras que las técnicas quirúrgicas y regenerativas continúan evolucionando para ofrecer resultados más predecibles y menos invasivos.

El futuro de la periodoncia apunta hacia una medicina cada vez más personalizada. La investigación en biomarcadores salivales o del fluido crevicular para la detección temprana y la monitorización de la actividad de la enfermedad, la terapia génica para modular la respuesta del huésped, y el desarrollo de biomateriales avanzados con capacidades de liberación controlada de factores de crecimiento prometen revolucionar el manejo de estas condiciones. Sin embargo, el pilar fundamental seguirá siendo la relación terapéutica entre un profesional bien formado y un paciente motivado y comprometido con su salud oral.

# 8. Referencias Bibliográficas

[1] Chu, S. J., et al. (2009). *Aesthetic gingival design*. Quintessence Publishing.

[2] Garber, D. A., & Salama, M. A. (1996). The aesthetic smile: diagnosis and treatment. *Periodontology 2000*, 11,

[3] Rufenacht, C. R. (2000). *Fundamentals of aesthetics*. Quintessence Publishing.

[4] Page, R. C., & Kornman, K. S. (1997). The pathogenesis of human periodontitis: an introduction. *Periodontology 2000*, 14, 9-11.

[5] Socransky, S. S., et al. (1998). Microbial complexes in subgingival plaque. *Journal of Clinical Periodontology*, 25(2), 134-144.

[6] Kinane, D. F., et al. (2017). Periodontal diseases. *Nature Reviews Disease Primers*, 3, 17038.

[7] Papapanou, P. N., et al. (2018). Periodontitis: Consensus report of workgroup 2 of the 2017 World Workshop

on the Classification of Periodontal and Peri-Implant Diseases and Conditions. *Journal of Periodontology*, 89 Suppl 1, S173-S182.

[8] Caton, J. G., et al. (2018). A new classification scheme for periodontal and peri-implant diseases and conditions – Introduction and key changes from the 1999 classification. *Journal of Clinical Periodontology*, 45 Suppl 20, S1-S8.

[9] Lindhe, J., & Lang, N. P. (2015). *Clinical periodontology and implant dentistry* (6th ed.). Wiley-Blackwell.

[10] American Academy of Periodontology. (2001). Parameter on periodontal maintenance. *Journal of Periodontology*, 71(5 Suppl), 849-850.

[11] Taylor, G. W., & Borgnakke, W. S. (2008). Periodontal disease: associations with diabetes, glycemic control and complications. *Oral Diseases*, 14(3), 191-203.

[12] Beck, J. D., & Offenbacher, S. (2005). Systemic effects of periodontitis: epidemiology of periodontal disease and cardiovascular disease. *Journal of Periodontology*, 76(11 Suppl), 2089-2100.

[13] Scannapieco, F. A., & Bush, R. B. (2003). Associations between periodontal disease and risk for atherosclerosis, cardiovascular disease, and stroke. A systematic review. *Annals of Periodontology*, 8(1), 38-53.

[14] Olsson, M., & Lindhe, J. (1991). Periodontal characteristics in individuals with varying form of the upper central incisors. *Journal of Clinical Periodontology*, 18(1), 78-82.

[15] De Rouck, T., et al. (2009). The gingival biotype revisited: transparency of the periodontal probe through the gingival margin as a method to discriminate thin from thick gingiva. *Journal of Clinical Periodontology*, 36(5), 428-433

[16] Kois, J. C. (2004). Predictable single-tooth peri-implant esthetics: five diagnostic keys. *Compendium of Continuing Education in Dentistry*, 25(11), 895-900.

[17] Chiche, G. J., & Pinault, A. (1994). *Esthetics of anterior fixed prosthodontics*. Quintessence Publishing.

[18] Magne, P., & Belser, U. (2002). *Bonded porcelain restorations in the anterior dentition: a biomimetic approach*. Quintessence Publishing.

[19] Tjan, A. H., et al. (1984). Some esthetic factors in a smile. *The Journal of Prosthetic Dentistry*, 51(1), 24-28.

[20] Dong, J. K., et al. (1999). The esthetics of the smile: a review of some recent studies. *The International Journal of Prosthodontics*, 12(1), 9-19.

[21] Ainamo, J., & Loe, H. (1966). Anatomical characteristics of gingiva. A clinical and microscopic study of the free and attached gingiva. *Journal of Periodontology*, 37(1), 5-13.

[22] Löe, H., & Silness, J. (1963). Periodontal Disease in Pregnancy. I. Prevalence and Severity. *Acta Odontologica Scandinavica*, 21, 533-551.

[23] Tarnow, D. P., et al. (1992). The effect of the distance from the contact point to the crest of bone on the presence or absence of the interproximal dental papilla. *Journal of Periodontology*, 63(12), 995-996.

[24] Cho, H. S., et al. (2006). The relationship between the emergence profile of implant restorations and the interproximal papilla. *The International Journal of Oral & Maxillofacial Implants*, 21(5), 777-783.

[25] American Academy of Periodontology. (2000). Parameter on comprehensive periodontal examination. *Journal of Periodontology*, 71(5 Suppl), 847-848.

[26] Carranza, F. A., & Newman, M. G. (1996). *Clinical periodontology* (8th ed.). W.B. Saunders Company.

[27] O'Leary, T. J., et al. (1972). The plaque control record. *Journal of Periodontology*, 43(1), 38.

[28] Silness, J., & Loe, H. (1964). Periodontal Disease in Pregnancy. II. Correlation between Oral Hygiene and Periodontal Condition. *Acta Odontologica Scandinavica*, 22, 121-135.

[29] Lang, N. P., et al. (1990). Bleeding on probing. A predictor for the progression of periodontal disease? *Journal of Clinical Periodontology*, 17(6), 402-409.

[30] Miller, P. D., Jr. (1985). A classification of marginal tissue recession. *The International Journal of Periodontics & Restorative Dentistry*, 5(2), 8-13.

[31] Hamp, S. E., et al. (1975). Periodontal treatment of multirooted teeth. Results after 5 years. *Journal of Clinical Periodontology*, 2(3), 126-135.

[32] Kornman, K. S., et al. (1997). The interleukin-1 genotype as a severity factor in adult periodontal disease. *Journal of Clinical Periodontology*, 24(1), 72-77.

[33] Sorsa, T., et al. (2006). Matrix metalloproteinases (MMPs) in oral diseases. *Oral Diseases*, 10(6), 311-318.

[34] Ackerman, M. B., & Ackerman, J. L. (2002). Smile analysis and design in the digital era. *Journal of Clinical Orthodontics*, 36(4), 221-236.

[35] Kokich, V. O., Jr., et al. (2006). Achieving gingival esthetics. *Journal of the American Dental Association*, 137(2), 218-230.

[36] Spear, F. M., & Kokich, V. G. (2007). A multidisciplinary approach to esthetic dentistry. *Dental Clinics of North America*, 51(2), 487-505.

[37] Ward, D. H. (2007). A study of dentists' preferred maxillary anterior tooth width proportions: comparing the recurring esthetic dental proportion to other mathematical and naturally occurring proportions. *The Journal of Esthetic and Restorative Dentistry*, 19(6), 324-339.

[38] Klages, U., et al. (2006). Development of a questionnaire for measuring oral health-related quality of life. *European Journal of Oral Sciences*, 114(3), 191-198.

[39] Coachman, C., et al. (2010). The digital smile design concept: from digital to analog. *Quintessence of Dental Technology*, 33, 69-81.

[40] Beier, U. S., et al. (2009). The mock-up technique in cosmetic dentistry. *Journal of the American Dental Association*, 140(6), 729-733.

[41] Magne, P., & Magne, M. (2007). Use of additive waxup and direct intraoral mock-up for enamel preservation with porcelain laminate veneers. *The European Journal of Esthetic Dentistry*, 2(2), 188-202.

[42] Bergström, J. (2004). Tobacco smoking and chronic destructive periodontal disease. *Odontology*, 92(1), 1-8.

[43] Axelsson, P., & Lindhe, J. (1981). Effect of controlled oral hygiene procedures on caries and periodontal disease in adults. *Journal of Clinical Periodontology*, 8(3), 239-248.

[44] Cobb, C. M. (2002). Clinical significance of non-surgical periodontal therapy: an evidence-based perspective of scaling and root planing. *Journal of Clinical Periodontology*, 29 Suppl 2, 6-16.

[45] Walmsley, A. D., et al. (2008). Ultrasonic debridement: a review of the literature. *Journal of Clinical Periodontology*, 35(5), 476-491.

[46] Needleman, I. G., et al. (2006). A systematic review of the effect of professional mechanical plaque removal on the clinical parameters of periodontal disease. *Journal of Clinical Periodontology*, 33 Suppl 3, 214-225.

[47] Claffey, N., & Egelberg, J. (1995). Clinical indicators of probing attachment loss following initial periodontal treatment in advanced periodontitis patients. *Journal of Clinical Periodontology*, 22(9), 690-696.

[48] Friedman, N. (1955). Periodontal osseous surgery: osteoplasty and ostectomy. *Journal of Periodontology*, 26(4), 257-269.

[49] Nyman, S., et al. (1982). The regenerative potential of the periodontal ligament. An experimental study in the monkey. *Journal of Clinical Periodontology*, 9(3), 257-265.

[50] Reynolds, M. A., et al. (2003). The efficacy of bone replacement grafts in the treatment of periodontal osseous defects. A systematic review. *Annals of Periodontology*, 8(1), 227-265.

[51] Lynch, S. E., et al. (1991). The combination of platelet-derived growth factor-BB and insulin-like growth factor-I stimulates bone repair in adult Yucatan mini pigs. *The American Journal of Pathology*, 139(5), 1077-1087.

[52] Zucchelli, G., & De Sanctis, M. (2000). Treatment of multiple recession-type defects in patients with esthetic demands. *Journal of Periodontology*, 71(9), 1506-1514.

[53] Pontoriero, R., & Carnevale, G. (2001). Surgical crown lengthening: a 12-month clinical wound healing study. *Journal of Periodontology*, 72(7), 841-848.

[54] Axelsson, P., et al. (2004). The long-term effect of a plaque control program on tooth mortality, caries and periodontal disease in adults. Results after 30 years of maintenance. *Journal of Clinical Periodontology*, 31(9), 749-757.

[55] Wilson, T. G., Jr. (1996). Supportive periodontal treatment introduction--definition, extent of need, therapeutic objectives, frequency and efficacy. *Journal of Clinical Periodontology*, 23(3 Pt 2), 255-262.

[56] Herrera, D., et al. (2000). Abscesses of the periodontium: a review. *Journal of Clinical Periodontology*, 27(6), 377-386.

[57] Meng, H. X. (1999). Periodontal abscess. *Annals of Periodontology*, 4(1), 79-82.

[58] Hafström, C. A., et al. (1994). Effect of treatment on some periodontopathogens and their antibody levels in periodontal abscesses. *Journal of Periodontology*, 65(11), 1022-1028.

[59] Dahlen, G. (2002). Microbiology and treatment of dental abscesses and periodontal-endodontic lesions. *Periodontology 2000*, 28, 206-239.

[60] American Academy of Periodontology. (2004). Parameter on acute periodontal diseases. *Journal of Periodontology*, 75(5 Suppl), 796-798.

[61] Rotstein, I., & Simon, J. H. (2004). Diagnosis, prognosis and decision-making in the treatment of combined periodontal-endodontic lesions. *Periodontology 2000*, 34, 165-203.

[62] Vertucci, F. J. (2005). Root canal morphology and its relationship to endodontic procedures. *Endodontic Topics*, 10(1), 3-29.

[63] Simon, J. H., et al. (1972). The relationship of endodontic-periodontic lesions. *Journal of Periodontology*, 43(4), 202-208.

[64] Harrington, G. W., & Steiner, D. R. (2002). The periodontal-endodontic controversy. *Periodontology 2000*, 30, 123-130.

[65] Ehnevid, H., et al. (1993). The influence of endodontic infection on progression of marginal bone loss in periodontitis. *Journal of Clinical Periodontology*, 20(6), 433-439.